协和医生说

带状疱疹

百 | 问 | 百 | 答

北京协和医院带状疱疹多学科全病程管理团队　编　著

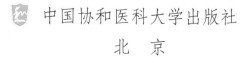

中国协和医科大学出版社

北　京

图书在版编目（CIP）数据

协和医生说带状疱疹：百问百答 / 北京协和医院带状疱疹多学科全病程管理团队编著. —北京：中国协和医科大学出版社，2024.2

ISBN 978-7-5679-2331-7

Ⅰ.①协… Ⅱ.①协… Ⅲ.①带状疱疹－诊疗 Ⅳ.①R752.1

中国国家版本馆CIP数据核字（2023）第230642号

协和医生说带状疱疹——百问百答

编　　著：	北京协和医院带状疱疹多学科全病程管理团队
责任编辑：	沈冰冰
装帧设计：	邱晓俐
责任校对：	张　麓
责任印制：	张　岱

出版发行：	中国协和医科大学出版社
	（北京市东城区东单三条9号　邮编100730　电话010-65260431）
网　　址：	www.pumcp.com
经　　销：	新华书店总店北京发行所
印　　刷：	北京天恒嘉业印刷有限公司
开　　本：	787mm×1092mm　　1/32
印　　张：	3.5
字　　数：	50千字
版　　次：	2024年2月第1版
印　　次：	2024年2月第1次印刷
定　　价：	40.00元

ISBN 978-7-5679-2331-7

编者名单

主　审　申　乐　许　力
主　编　唐　帅
副主编　宣　磊

编　者（北京协和医院带状疱疹多学科全病程管理
　　　　团队成员）

唐　帅　北京协和医院麻醉科
李　丽　北京协和医院皮肤科
吕　玮　北京协和医院感染内科
管宇宙　北京协和医院神经科
马良坤　北京协和医院妇产科
宣　磊　北京协和医院中医科
徐　虹　北京协和医院中医科针灸室
赵肖奕　北京协和医院康复医学科
李融融　北京协和医院临床营养科
史丽丽　北京协和医院心理医学科
陈　迪　北京协和医院眼科
赵　杨　北京协和医院耳鼻喉科
张　凡　北京协和医院药剂科

其他编写人员（按姓氏笔画排序）

王　瑾　王亚男　王颖轶　田　园　史佳宇
白云骅　孙蒙清　杨　毅　吴　疆　陈　思
周　涛　秦　岭　崔旭蕾　蒋宇林

序

喜闻《协和医生说带状疱疹——百问百答》一书即将出版面世，欣喜之际，表示祝贺！

"人民至上，生命至上"，强调的是始终把保障人民健康放在优先发展的战略位置。近几年，越来越多的医务工作者在提高自身业务水平的同时，提升了健康科普意识。在繁忙工作之余宣传科普知识，发挥专业优势，为广大人民群众呈现了诸多高质量科普作品。通过宣传，提升百姓健康意识，倡导健康生活，提高民众的生活品质和对现代医疗的认知，助力健康中国。

北京协和医院是全国疑难重症、罕见病的临床诊治指导中心，在开展医学科普工作中同样有义务和责任成为医疗界的排头兵。北京协和医院秉承"一切为了患者"的医疗服务理念，重视并倡导科普与专业知识的贯穿融合，建立多个多学科诊疗专业组并通过医院官方媒体平台，持续为医务人员科普宣传提供助力，方便其多方位施展技能，造福百姓健康、树立医院品牌、培养优秀人才。

让传承成为习惯，让创新成为可能。我看到医院的年轻医护骨干在繁忙的医疗工作之余，仍积极投身和致力于科普工作，倍感欣慰。年轻人仁心善良、热情向上、主动作为、责任担当，这是当代医者应有的精神风貌，也是协和青年一代传承创新的具体实践！

本手册成功付梓历经一年的筹备汇总、研讨修订。麻醉科作为本书的牵头组织科室，吸纳和会聚了医院多学科的优秀人才精诚协作，多学科专业知识分享，临床经验荟萃。

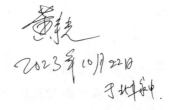

手册尚小，热忱可嘉，
奋跃有为，值得鼓励，
乐以为序，谨表其意。

萧毅

2023年10月22日
于北京协和

前　言

近年来，医务工作者及普通大众广泛关注医学科普，对医学聚焦及热点知识的渴求势如井喷。针对威胁民众身心健康、影响生活质量的常见和疑难疾患，医务人员责无旁贷、使命担当。出版尊科学、接地气的科普书籍或手册，来满足全国各级医院特别是基层临床医护、在读医学生、医学知识爱好者和普通民众的迫切需求，势在必行！

本手册内容直击"痛点"，针对带状疱疹这一令人"痛"不堪言的常见病及其难治类型，由北京协和医院带状疱疹多学科全病程管理团队成员协作原创，针对带状疱疹问题量身定制，紧跟科学前沿，呈现创新理念和方法，以"百问百答"的形式将临床关注、患者疑惑的诸多问题逐一给予精准指导和解答。

本手册撰写人员来自麻醉科、皮肤科、感染内科、神经科、中医科（含针灸专业）、康复医学科、临床营养科、眼科、妇产科、心理医学科、耳鼻喉科、药剂科等十余个专业科室，内容涵盖理论讲解、实践路径、操作方法及养生保健等，防治结合、引领新知，中西合璧、特色鲜明。更可贵的是，本手册的原创团队代表了目前国内外首个也是唯一的规模最大、科室最全的协作模式。本手册的出版面世顺应国家健康科普工作的政策推广、切实服务临床、惠及民众所需，将为广大读者呈现一本优质的科普读物。

由于笔者水平所限，加之时间仓促，文字中难免有不妥之处，敬请医学同道和广大读者给予指正。本手册的成书以北京协和医院科普星原计划、医院官方科普平台"协和医生说"为基础背景，其在宣传推广工作中也给予了大力支持，特此致谢！

北京协和医院

带状疱疹多学科全病程管理团队

2023年10月

目　录

近日，来自北京协和医院麻醉科、皮肤科、感染内科、神经科、中医科、康复医学科、临床营养科、眼科、妇产科、心理医学科、耳鼻喉科、药剂科等科室的医生和药师们组成了"北京协和医院带状疱疹多学科全病程管理团队"。团队成员突破学科壁垒，急患者之所急，想患者之所想，通过健康科普、院内转诊、联合门诊、疑难病会诊等形式，为带状疱疹患者提供涵盖预防－诊断－治疗－康复的全病程贴心服务。这样的融合可以将多学科协作的优势发挥到极致，让患者的就医过程不留遗憾。

Q：为什么要成立多学科全病程管理团队？

患者往往在发现疱疹后看皮肤科，在出现疼痛后看疼痛科，有些患者会选择中医科，或者在这些科室中换来换去。一个无法否认的事实是，随着医学的进步，学科分类越来越专业化，每个科室的医生看待疾病的角度不同，治疗的理念和方法自然也存在差异。患者因为背景不同，接收到的信息不同，很可能在不同科室间辗转就医，不知不觉就延误了病情，最终发展成令人饱受折磨的慢性疼痛。建立起这样的一个团队，就可以消除各科之间的沟通障碍，弥合分歧，统一认识。患者无论找哪位团队成员诊治，都相当于享有了整个团队的医疗资源。

001

Q：在带状疱疹的诊断和治疗中，多学科是如何协作的？

（1）抗病毒：首先，您要到皮肤科就诊，请医生给您明确诊断。在72小时内开始抗病毒治疗。但如果感染严重，或者反复感染，就应该到感染内科就诊了。

（2）治疱疹：皮肤科会通过消炎、收敛、干燥等方法促进疱疹结痂脱落，防止继发细菌感染，减少瘢痕形成。

002

（3）镇痛：在医生指导下早期使用镇痛药物，可显著缓解疼痛，尤其在疱疹发生7天内使用能显著降低慢性疼痛的发生率。慢性疼痛可以到神经科持续治疗。

（4）微创介入治疗：如果药物效果不满意、对药物过敏、无法耐受药物不良反应，那您就应该到麻醉科/疼痛科尝试微创介入治疗了。其中最常用的是神经阻滞术，就是把药物注射到受损的神经周围，起到减轻炎症、促进神经康复的作用。

（5）其他治疗疼痛的手段：可以到中医科（包括针灸）、康复医学科就诊，那里也有不少方法可以为您缓解疼痛。

（6）特殊情况：如果您的带状疱疹发生在眼部，一定要看眼科，以免延误治疗造成视力损伤。发生在耳部，一定要看耳鼻喉科，以免造成头晕、面瘫、听力损伤。如果您是孕妇，或正在备孕，或处于哺乳期，一定要同时听取妇产科医生的专业建议。如果担心镇痛药与其他药物的相互作用，可以咨询药剂科药师。

（7）做"三好学生"：休息好，营养好，心情好。可以到临床营养科调整饮食结构，到心理医学科接受心理干预。

（8）必要时做一次全面健康体检，排查可能会削弱免疫力的基础疾病。

（9）疫苗：待痊愈后，考虑接种带状疱疹疫苗。

带状疱疹协和诊疗模式，见图1。

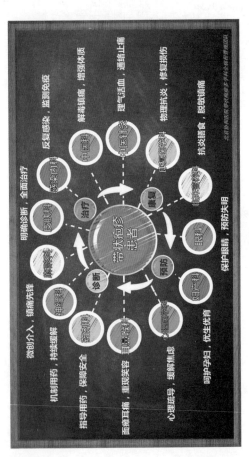

图1 带状疱疹协和诊疗模式

Q: 患上带状疱疹后，如何在北京协和医院高效率地就诊？

如果您患上了带状疱疹，您可以用手机下载"北京协和医院"APP，打开APP首页即可看到挂号通道，在其中预约我们团队任意一位成员的门诊号，首诊医生会根据您的病情为您转诊到合适的科室。如您的病情复杂严重，则可以考虑申请多学科会诊，在指定的时间由多位医生共同为您诊治。

003

Q: 什么是带状疱疹？

带状疱疹是由水痘－带状疱疹病毒（varicella-zoster virus，VZV）引起的病毒性皮肤病。病毒初次感染人体后便潜伏在脊髓背根神经节或脑神经节内，呈"沉睡状态"，当机体抵抗

004

力降低时重新激活，引起带状疱疹。该病可以发生于全身各处，任何年龄都可以发病，其发生率随年龄增长显著上升，主要影响老年人群，全球普通人群带状疱疹的发病率为每年每1000个人中有3～12人发病。

带状疱疹后神经痛（postherpetic neuralgia，PHN）是带状疱疹最重要的并发症，约1/3的患者会发生神经痛，在老年患者中可高达2/3。PHN患者中有30%～50%疼痛可持续超过1年，部分病程可达10年以上。很多患者表示，这种痛让人抓心挠肝、烦躁不安，对生活质量的影响极大。

Q：什么情况下容易得带状疱疹？

带状疱疹常见的危险因素包括高龄、免疫缺陷、系统性疾病、接受长期糖皮质激素或免疫抑制剂治疗等。此外，近期过度劳累、精神压力大也是常见的诱因。

Q: 带状疱疹的皮疹什么样?

有些患者是局部先出现感觉异常，包括疼痛、瘙痒、灼热或麻刺感等，之后出现皮疹。也有些患者是先出现皮疹，后出现感觉异常。所有部位均可能受累，躯干最为常见，也可出现在面部、四肢、外阴等部位（图2）。皮疹表现为成簇的水疱或红色丘疹，呈单侧、带状分布，皮损通常7～10天结痂。之后有可能遗留色素改变或瘢痕。

006

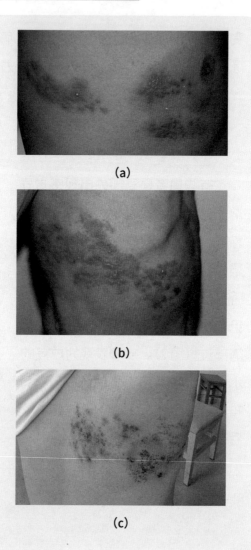

(a)

(b)

(c)

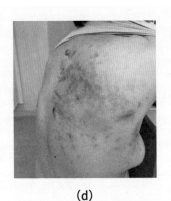

(d)

图2 胸背部带状疱疹

Q: 带状疱疹和单纯疱疹如何鉴别?

二者鉴别要点见表1。

表1 带状疱疹与单纯疱疹的鉴别

	带状疱疹	单纯疱疹
病毒	水痘-带状疱疹病毒	单纯疱疹病毒（HSV）
皮损表现	多簇水疱	一簇水疱
自觉症状	疼痛	瘙痒、灼热
复发情况	一般不复发	易反复发作
部位	单侧面部、胸腰部	皮肤黏膜交界处，如口周、外阴
实验室检查	通常无须化验	血清HSV-IgM、IgG阳性
治疗	抗病毒治疗、镇痛	抗病毒治疗

007

Q：诊断带状疱疹通常需要做什么化验?

008

在免疫功能正常的个体中，带状疱疹的诊断通常只基于临床表现（单侧、疼痛性、具有明确皮区分布的水疱性皮疹），无须实验室检查。当患者临床表现不典型或者合并系统症状时，通常会进行实验室检查，如血常规、尿常规、肝功能、肾功能、电解质、红细胞沉降率、超敏C反应蛋白、HSV-IgM、HSV-IgG等检查。

Q：怎样做好疱疹部位的皮肤保护以避免感染?

009

保持皮疹区域清洁干燥，避免搔抓，避免继发细菌感染。

Q：想好得快，是不是得把水疱挑破，把里边的液体放出来？

如果水疱体积较小，比如直径在1cm以下，建议不要挑破，自行吸收干涸。如果水疱很大，而且明显感觉到局部肿胀、疼痛不适，可到医院由医护人员在局部清洁消毒的情况下，抽吸疱液。

010

Q：带状疱疹痊愈后遗留的黑印、瘢痕怎样去除？

可到医院皮肤科开具缓解色素异常、瘢痕的外用药膏。如果出现在暴露部位，应注意防晒以避免色素加深。

011

Q： 带状疱疹是否会绕身体一圈?会不会危及生命?

012

带状疱疹病毒潜伏在周围神经的背根神经节内，发病时沿神经走行累及相应节段的神经和皮肤。带状疱疹累及单侧肋间神经时，因单侧肋间神经仅支配该侧从后向前沿相应肋间隙的半环形区域（不跨过身体中线），因此，带状疱疹是不会绕身体一圈的，通常不会危及生命。有极为少见的播散型，其他部位可以出现散发的小水疱，多见于免疫功能低下者。

Q： 只有疼痛没有水疱，有可能是得了带状疱疹吗?

013

有可能。少数病例在疼痛的同时仅出现红斑、丘疹，不发生典型水疱，称为不完全性或顿挫性带状疱疹；极少情况下，疼痛之后无皮疹出现，称为"无疹性带状疱疹"。此类患者疼痛剧烈时可能会误诊为偏头痛、牙痛、急腹症、心肌梗死、胸膜炎等。这种情况属于排除性诊断，需要排除该部位的神经病变或内脏病变，才考虑为带状疱疹，并给予相应治疗。

Q: 是不是要把病毒全部杀死才能治好带状疱疹？

带状疱疹的治疗目标在于促进水疱结痂脱落和缓解疼痛。在带状疱疹治愈后，病毒仍有可能长期潜伏在体内，只是不活跃复制。目前的实验室检测手段有限，尚无法通过技术手段来判定病毒是否被"全部杀死"。

014

Q: 得了带状疱疹, 抗病毒药应该怎么用?

015

出疱疹的3天内, 或虽然超过3天, 但仍有新皮损出现, 都应该进行抗病毒治疗。常用的药物有阿昔洛韦、伐昔洛韦和泛昔洛韦。通常需要用药7～14天, 但具体疗程还需根据每位患者自身的病情而定。及时抗病毒治疗可降低急性神经炎相关疼痛的严重程度和持续时间, 促进皮损更快愈合, 预防新皮损的形成, 减少病毒排出以降低传播的风险, 预防带状疱疹后神经痛等并发症。

Q: 带状疱疹的"疱儿"有传染性吗?

016

一般来说, 与水痘相比, 带

状疱疹的传染性要低得多，但还是有传染性的。病毒通过呼吸道飞沫或接触皮损传播。皮损在结痂之前，是有传染性的。患者应该保持皮疹被覆盖，常洗手，防止将病毒传播给他人。还应该避免接触从未得过水痘的人。

Q: 带状疱疹能不能根治，会不会复发？

带状疱疹的复发率很低，1% ～ 6%的患者会经历第二次发作。因为病毒不可能被完全清除，它们会潜伏在神经节内，当机体的免疫力下降时，病毒可以被再次激活，导致带状疱疹复发。

017

Q: 年轻人也会得带状疱疹吗？

018

虽然老年人确实更容易得带状疱疹，但它并不是老年人的专属疾病。年轻人在免疫力低下的情况下也可患病。

Q: 免疫功能可以监测吗？

019

随着科学技术的不断进步，人们对免疫系统的研究日新月异。目前临床上有针对外周血的淋巴细胞数目及基本功能亚群、免疫球蛋白定量、补体等检测项目，能在一定程度上反映机体免疫功能状态，更多的免疫细胞功能的检测方法也在不断被开发，期待将来能够在临床广泛应用。

Q：目前我国有哪些带状疱疹疫苗?

目前国际上有两种带状疱疹疫苗。一种是2006年5月由美国默克公司研发生产经美国食品药品监督管理局（FDA）批准上市的带状疱疹减毒活疫苗，商品名为Zostavax。另一种是2017年10月由英国葛兰素史克公司研发生产经美国FDA批准上市的重组带状疱疹疫苗，商品名为Shingrix。

中国国家药品监督管理局在2019年5月有条件地批准重组带状疱疹疫苗进口注册申请，用于≥50岁的人群预防带状疱疹。2020年7月初，重组带状疱疹疫苗（CHO细胞）已分阶段在中国正式上市，我国成为继美国、加拿大、德

020

国、日本后第五个上市相关疫苗的国家。

Q：注射带状疱疹疫苗安全吗？注射后会不会出现病毒感染？

021

目前国内上市的带状疱疹疫苗是重组亚单位疫苗，通过基因工程制备的糖蛋白E作为抗原成分，AS01B作为佐剂。与传统疫苗相比，该疫苗不包含病毒的任何活性成分，因此不会出现接种疫苗导致发生水痘−带状疱疹病毒感染的现象。目前国内已获批该疫苗可用于≥50岁的人群预防带状疱疹。

Q: 免疫功能低下者可以接种带状疱疹疫苗吗?

重组带状疱疹疫苗属于重组亚单位疫苗,所以免疫功能低下本身并不是疫苗接种的绝对禁忌。临床研究显示,肾移植患者、自体造血干细胞移植的患者、实体瘤患者、血液系统恶性肿瘤患者和人类免疫缺陷病毒(HIV)感染的人群接种该疫苗后,安全性是可预期、可接受的。免疫功能低下的患者如果想接种疫苗,应提前咨询医生的意见。

022

Q: 带状疱疹疫苗的保护效果如何?

现有临床研究数据显示,带状疱疹减毒活疫苗对50～59岁、

023

60～69岁和≥70岁的人群的保护效力分别为七成、六成和四成。而重组带状疱疹疫苗对≥50岁和≥70岁的人群的保护效力都高达九成以上。

Q：哪些人需要接种带状疱疹疫苗?

024

带状疱疹疫苗目前主要针对老年人群，在我国获批用于≥50岁的人群预防带状疱疹。针对50岁以下的人群，国内暂时没有推荐疫苗接种。对于存在免疫缺陷的患者，在接种疫苗之前，需要咨询医生。

Q：接种带状疱疹疫苗后免疫保护效力能维持多久?

025

目前我国获批的重组带状疱疹

疫苗可提供长期的保护效力。已有研究数据显示，在注射疫苗后的第7年，预防带状疱疹的保护效力仍可维持在较高水平。

Q: 我已经得过带状疱疹了，还需要接种疫苗吗？

得过带状疱疹的患者，再次复发的概率为1%～6%。接种疫苗在一定程度上可以增强免疫保护效力，可降低发作频率和缓解神经痛等并发症。

026

有带状疱疹病史的人群中，接种疫苗的人比不接种疫苗的人其体内可以产生更多保护性抗体（约20倍）。所以即使患过带状疱疹的人，也可以通过接种疫苗获得更强的免疫力。

Q: 注射带状疱疹疫苗有什么不良反应吗?

027

带状疱疹疫苗耐受性良好,全身副作用少见,常见的不良反应为局部注射部位疼痛,肌痛、乏力、头痛、寒战和发热等不良反应少见。不良反应的出现因人而异,总体安全性尚可。

Q: 国内哪里可以接种带状疱疹疫苗?

028

我国适合接种带状疱疹疫苗的人群可以与居住所在地的社区卫生服务中心联系制订接种计划,通常重组带状疱疹疫苗是两针方案,两针要间隔2个月。目前是自愿接种,属于自费项目。北京市疾病预防控制中心设有各项疫苗接种门诊，可登录北京市疾病预防控制中心官方网站（https://www.bjcdc.org）进一步咨询或门诊就诊。

Q: 带状疱疹为什么会那么疼？

带状疱疹急性期，病毒在神经细胞内大量复制，引发神经炎，因此人体会感受到剧烈疼痛。在这个阶段，如果能及时接受抗病毒治疗，炎症反应得到控制，疼痛就能减轻或消失。但如果炎症较重或治疗不及时，神经出现了损伤，那么即便此后炎症被控制了，疼痛也会依然存在。

029

Q: 如何判定带状疱疹已经发展成了"后遗症"？

030

依照现行指南，皮疹愈合后，如果疼痛又持续超过1个月，就说明病变发展为带状疱疹后神经痛了，俗称"后遗症"。这时，疼痛的主要原因已不再是炎症了，而是神经本身的病变。

Q: 带状疱疹疼痛会是什么样的感受？

031

每个人的病情不一样，疼痛的主观感受也千差万别。根据患者的描述，带状疱疹的疼痛可以多种多样。常见的描述有以下几种。

（1）持续性的烧灼样痛、针刺样痛。

（2）间断性发作的电击样痛、撕裂样痛、放射样痛。

（3）触觉和痛觉的超敏，表现为轻轻抚摸皮肤即可产生中重度的疼痛，范围可以扩大。

（4）感觉异常，包括局部紧束感、麻木感、蚁行感、瘙痒感。

Q：我如何向医生描述自己有多疼?(不要只有表情痛苦哦!)

您可以拿出一把尺子，用0到10代表不同程度的疼痛，标记一个最能代表自身疼痛程度的数字，告诉医生。这种方法叫作"疼痛数字评价量表"，是临床上最常用的评估疼痛的方法。其中，0代表无痛，1～3代表轻度疼痛（疼痛不影响睡眠），4～6代表中度疼痛，7～9

代表重度疼痛（不能入睡或者睡眠中痛醒），10代表剧烈疼痛。

Q：我的带状疱疹都已经结痂了，为什么还是疼？疼痛科有哪些镇痛的方法？

这种情况在临床上很常见。这是因为病毒对神经造成的炎症损伤还没有痊愈，也就是平常说的伤到神经了，在专业上称之为神经病理性疼痛。

镇痛的方法首选口服药物，大体分为两类：一类是钙通道阻滞剂，常用的有加巴喷丁或普瑞巴林；另一类是神经营养药物，常用的有B族维生素。还有涂抹于皮肤的药物，如利多卡因乳膏。

033

如果药物治疗效果不满意或者对药物过敏，那就需要尝试微创介入治疗了。最常用的是神经阻滞术，就是把药物注射到受损的神经周围，起到减轻炎症、促进神经康复的作用。

如果疱疹愈合后疼痛仍持续长达1个月，就说明已经发展成慢性疼痛了。这时候，治疗难度会大大增加，治愈率和缓解率均明显降低，常需反复手术或长期用药方可得到缓解。所以，一定要牢牢抓住1个月以内的最佳治疗期。

Q: 怎样预测我的带状疱疹会不会发展成慢性疼痛？

带状疱疹后神经痛的危险因素有6条。

(1) 年龄：年龄越大，发展成

034

慢性疼痛的可能性越大。

（2）性别：女性比男性更容易发展成慢性疼痛。

（3）前驱痛：如果在出现皮疹之前就已经有明显的疼痛，那么发展成慢性疼痛的可能性大。

（4）皮损：水疱持续时间越长、皮疹消退时间越长、水疱越多、皮损范围越广、皮损区温度越高、皮肤感觉异常越明显，越容易发展成慢性疼痛。

（5）疱疹期疼痛：疱疹期疼痛程度越严重，发展成慢性疼痛的可能性越大。

（6）特殊部位的疱疹：出现在面部（尤其是眼部）、会阴部及上肢的带状疱疹更容易发展成慢性疼痛。

Q: 腹部得了带状疱疹后，腹壁会鼓起一个大包，这和带状疱疹有关系吗？

支配腹壁皮肤的神经同时也支配腹壁的肌肉，使肌肉保持紧张状态。所以神经受损伤后，不仅会产生疼痛，也会导致腹壁肌肉张力降低，松弛，形成膨隆的外观（图3）。通常随着神经功能的恢复会逐渐减轻（图4）。

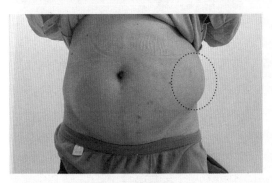

图3 治疗前

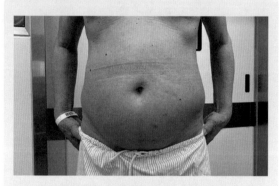

图4 神经阻滞术治疗2个月后

Q：四肢带状疱疹后为什么会影响运动和力量？

理论上讲，水痘-带状疱疹病毒通常只损伤感觉神经，不损伤运动神经，所以通常不会影响肢体的运动功能。但活动时的疼痛加剧会导致患者主观上不愿运动，且长期失用造成肌肉萎缩也会引起肌力下降。

036

Q：带状疱疹后神经痛特别厉害，可以用吗啡类药物吗？

吗啡属于阿片类药物，是强效镇痛药。在带状疱疹的早期，不推荐使用这类药物。如果已发展为慢性疼痛，且其他治疗控制效果不理想，则可以酌情加用，但需要特别关注药物不良反应和成瘾性。

037

Q：带状疱疹的疼痛需要与其他哪些疼痛相鉴别？

疼痛是很多疾病的症状，鉴别疼痛的原因对于治疗和康复至关重要。不同部位的带状疱疹在发作早期未出水疱时，极易与其他疾病相混淆。在头面部，应该与偏头痛、三叉神经痛、面神经炎、神经性耳

038

鸣等相鉴别。在胸背部，需要与冠心病、主动脉夹层动脉瘤、胸膜炎、肋软骨炎、术后疼痛等相鉴别。在腰腹部，需要与胃溃疡和肠痉挛等消化、泌尿、妇产科疾病相鉴别。在四肢，需要与颈椎病、肩周炎、网球肘、腕管综合征、腰椎间盘突出症、梨状肌综合征、动脉闭塞、输尿管结石、盆腔炎、子宫内膜异位症等相鉴别。如果合并有糖尿病，还要考虑与糖尿病造成的周围神经病变疼痛相鉴别。

Q: 得了带状疱疹，是不是身体里有"毒"？"毒"从哪儿来？

039

带状疱疹俗称缠腰龙、蛇串疮，中医认为发病与"热毒""湿毒"蕴积体内有关。这"毒"从哪里来呢？生气、贪吃、劳累、年老等都是常见病因。

"怒气伤肝"，人如果情绪压抑或暴躁愤怒，会导致肝气郁结，日久在体内化为火毒；若饮食不节制，酒肉无度，脾胃湿热会蕴积化毒。"毒邪"外溢于肌肤，损伤经络气血，发生红疹、疼痛。遇到感冒、过度劳累时，人体正气损伤，邪毒侵袭肌肤也可致发病。老年人体弱，祛除邪气的正气不足，患带状疱疹后，遗留疼痛会持续很久，不易缓解。

Q：中医如何祛除这伤人的"毒"邪？

遵循"四清两安"原则。

040

"清"洁皮肤：水疱局部保持清洁，避免使用不洁净的手指、指甲、湿毛巾、针头等抓挠或湿敷水疱。皮损灼热疼痛难忍时要在专业医生的指导下内服和外用药物。

"清"心静心：人的情绪烦躁、心火旺盛可加重病情。因此，患病后尽量清心静心，控制焦虑情绪，合理就医，把握最佳治疗时机。

服用"清"药：中医治疗带状疱疹，常选用清泻肝火、清热解毒、清利湿热、清热凉血等功效的中药对证施治，达到清除"毒"邪的目的。平时脾胃虚弱、易胃疼腹泻者，宜请专业医生评估体质和病情，指导用药。

选择"清"食：得了带状疱疹后，中医辨证属于热毒内盛者，宜遵循"清"食原则。日常选择具有清热解毒、凉血利湿功效的药食，如苦瓜、绿豆、白萝卜、薏苡仁等。避免配伍辣椒、芥末、胡椒、孜然等。

安神：人有"七情"，即喜怒忧思悲恐惊。中医认为以上情绪过激，也可化生火热、火毒。很多带状疱疹患者在发病前，都经历过或长或短的压抑、愤怒等异常情绪，因此安神定志、舒畅情绪能帮助缓解病情的进展。建议患者清晨在室外通风处调节呼吸、倾听舒缓音乐等，有利安神止痛；可辅助清心除烦的药食，如百合、银耳、莲子心等。

安体：安静休息利于恢复正气。本病急性期时，宜规律起居，养护正气。休息还能减少水疱、皮疹过度和衣物发生摩擦，从而避免皮损破溃、渗液化脓等。

中西医相互配合诊治带状疱疹时，开具的中药大多适合餐后半小时至1小时服用，并和西药隔开半小时服用。

总之，带状疱疹"毒"邪上身，痛扰人心，中医具有专业特色，可心身同治、药食并用，帮助患者减轻病痛。

Q: 得了带状疱疹，中医讲究忌口吗?

带状疱疹常发生于抵抗力较低的人群，肉类可以为人体补充蛋白质、脂肪、维生素等营养物质，属于中医的"血肉有情之品"，发病后可以适量摄入。药食同源理论认为，肉类和药物一样，分不同的性味和功效，带状疱疹患者可根据病情不同，选择适合的膳食进行调养。带状疱疹发病的急性期，特别是水疱红肿疼痛剧烈时，建议避免食用性味温热的肉食，如羊肉、鸽子肉、

041

鸡肉、鳝鱼等；可选择鸭肉、猪肉、兔肉、鲈鱼等，全天摄入量在3～4两以内；烹饪时少放或不放辛味调料如八角、辣椒、胡椒、洋葱等。带状疱疹后遗症阶段，特别是老年人遗留肢体疼痛，迁延不愈，属于正气不足、经络失养病证，可以辅助食用鸡肉、牛肉、带鱼、黄花鱼、鸡蛋等补益正气；可搭配黑木耳、丝瓜、莴笋、小白菜等清热健胃、凉血通络的食材。

Q: 带状疱疹疼痛发作时，中医除了针灸还有什么其他外用辅助治疗方法？

042

　　带状疱疹的疼痛经常夜间加重，应用药枕辅助治疗，在患者晚间睡卧时，药物通过头颈部皮肤穴位和呼吸道发挥药效，辅助行气止痛，有助缓解病痛。如应用菊花、川芎、桑枝、木香、晚蚕砂制成枕芯，具有平肝泻火、行气活血的功效，特别适用于带状疱疹合并有高血压的患者。中药外洗也有辅助治疗作用，可在正规中医指导下，应用行气活血、通络止痛的药物煎煮药液，泡洗无水疱破溃的部位，如选用当归、桑枝、白蒺藜、丝瓜络、乌药等中药水煎后用药液泡足，每次20～30分钟。其他针对疼痛的缓解方法，除了针灸治疗，穴位按摩也是可以的。根据经脉走行，中医辨证属于肝胆湿热者，可以选中渚、外关、阳陵泉、太冲、足临泣穴；气滞血瘀证可选血海、三阴交穴；也可以循经推拿，如按揉胆经、肝经等。

Q：中医传统运动有利于带状疱疹的恢复吗？

中医的传统运动历史悠久，八段锦、太极拳（剑）、五禽戏等都属于轻柔的有氧运动，可用于日常养生保健锻炼。其中健身气功八段锦以中医经络学说为理论基础，运动以拉伸、抻拔、舒展为主，每个动作根据经络循行交接规律而编排，能缓解末梢小血管痉挛状态，改善微循环，达到通经活络、改善肌肉状态、增强肌力的目的。医学研究证实，健身气功八段锦，无论单独练习还是结合其他治疗手段，都能起到辅助缓解疼痛和镇痛的效果。在带状疱疹恢复期，如果皮损和疼痛部位在上肢、胁肋部，可练习第一式"两手托天理三

043

焦"、第三式"调理脾胃需单举"。第一式托举、下落为1遍，做6遍；第三式一左一右为1遍，做3遍。皮损和疼痛部位在腰腹或下肢，可练习第六式"两手攀足固肾腰"、第七式"攒拳怒目增气力"。第六式一上一下为1遍，做6遍；第七式一左一右为1遍，做3遍。以上练习，每日1～2次。练习八段锦时，建议穿着宽松透气的服装，最好选择比较安静的时间段，早晚均可，饭前或饭后的半小时，但不拘于这两个时间段，平常如果有空闲时间，可以随时锻炼。空间选择建议在有新鲜空气的地方，配合呼吸吐纳。

针灸治疗带状疱疹有一定效果。
在发病的急性期，可以选择刺络拔罐、
疱疹局部围刺、梅花针叩刺等方法泄
热解毒。在恢复期或后遗症期，可以
针刺配合电针、梅花针治疗及局部艾
灸等，促进局部皮损修复，缓解疱疹
后神经损伤。针灸的优势是根据患者
体质进行辨证分析，不仅针对局部疼
痛、瘙痒等治疗，同时对患者情绪、
睡眠、饮食、大便等情况综合调理。

044

Q: 带状疱疹发病多久可以开始
针灸治疗?疗程如何安排?每次需
要多久?

045

患者从被诊断为带状疱疹后就

可以开始针灸治疗。针刺一般5次为1个疗程，每周2～3次，每次治疗需要20～30分钟，具体治疗几个疗程需要根据针刺的疗效评定来决定。第1个疗程结束后，可视病情需要实施第2个、第3个疗程。病情轻、疱疹少甚至未出、治疗及时、疼痛不明显且无基础病的患者，恢复快，1～2个疗程即可痊愈；如果是带状疱疹后遗症状重、年龄大的患者，疗程较长，恢复慢，甚至遗留后遗神经痛（图5）。

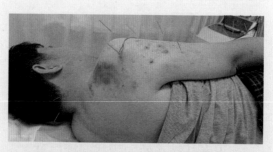

图5　针刺围刺治疗上肢带状疱疹后神经痛

Q: 针刺治疗带状疱疹一般选用什么穴位?

针刺的穴位除了根据辨证取穴以外，还有带状疱疹周边阿是穴（病痛局部或敏感反应点作为针灸治疗部位的腧穴）等穴位，因此根据患者带状疱疹出现的部位，选用的穴位是不一样的。常用的穴位：合谷、曲池、外关、阿是穴、大椎、华佗夹脊穴、膈俞等。妊娠期间，禁止针刺合谷、三阴交、至阴穴。

046

Q: 哪些患者不适合针刺治疗?

针刺没有肝肾损害等不良反应和过敏反应，但是需要注意，极少部分患者在过于紧张，或者处

047

于饥饿、劳累、身体过度虚弱的情况下，可能会发生晕针，不适合立即针刺治疗。另外，对一些有严重的凝血功能异常或者血糖控制不好、皮肤破溃的糖尿病患者，针刺后可能造成皮肤局部出血或者针刺伤口难以愈合。但是绝大多数患者针刺治疗是安全的。

Q: 除了针灸之外，还需要拔火罐和放血吗？

带状疱疹急性期属热毒炽盛，在躯干部位刺络放血加用拔罐，可以增加泻热效果。因拔火罐和放血治疗等操作可能会损伤皮肤，建议去正规的医院，经针灸医生判断病情适合该治疗，并在严格皮肤消毒后进行。

048

Q: 耳部放血疗法对治疗带状疱疹有用吗?

在耳尖穴放血具有清热泻火、凉血除烦、消肿活血、散瘀止痛的作用。但不是所有的患者都适合耳部放血治疗,只有经过中医辨证有明显热象及血瘀证的,方可使用。

049

Q: 带状疱疹用药有哪些注意事项?

(1) 联合治疗:联合用药可经多种药理途径协同作用,联合镇痛。将治疗效果最大化,把副作用最小化。

050

(2) 调整剂量:医生为您制订的个体化治疗方案,请勿擅自随意调整。比如加量、减量、停药、增加品种、减少次数等，都是要遵医嘱的。

(3) 饮食影响：带状疱疹治疗药物多数不受饮食影响。如果用药后出现胃部不适，则可改在饭后服用。伐昔洛韦需要空腹（在饭前）服用。

Q：带状疱疹用药与其他疾病用药如何协调?

带状疱疹用药与常见降压药、降糖药、降血脂药均可联合使用；服用抗病毒药期间应多喝水，避免同时使用肾毒性药物或影响肾排泄的药物；加巴喷丁不宜联合使用抗酸药（如碳酸氢钠、氢氧化铝）；用药期间不宜饮酒。

用药种类较多的情况，可到药剂科门诊请药师为您排查风险。

051

Q: 治疗带状疱疹都有什么常用药物?

带状疱疹是病毒感染，在早期使用抗病毒药物不仅能够加速现有皮疹愈合、缩短病程，还可以减少新皮疹形成，并减少病毒进一步向内脏扩散。这类药物常见的有阿昔洛韦、伐昔洛韦、泛昔洛韦、喷昔洛韦。

带状疱疹相关性的急性期疼痛与带状疱疹后神经痛需要使用镇痛药来缓解疼痛。常用药物有普瑞巴林、加巴喷丁、利多卡因、对乙酰氨基酚、度洛西汀、羟考酮。

神经营养药能够辅助治疗神经炎症，缓解神经痛。例如，B族维生素、维生素C、辅酶A。

注射用糖皮质激素具有强效抗炎的作用，单次使用可缩短急性期

052

疼痛持续时间，减少带状疱疹后神经痛发生。例如，复方倍他米松。

Q: 带状疱疹常用的抗病毒药物之间有什么主要区别？

阿昔洛韦：可口服可输液，适合多种病毒感染的治疗，口服用药每日5次，餐前餐后均可。

喷昔洛韦：外用软膏，对疱疹病毒疗效较好，副作用少。

伐昔洛韦：阿昔洛韦的改良版，针对疱疹病毒，口服用药每日3次，食物影响药物吸收，宜空腹服用（餐前30分钟或餐后2小时）。

泛昔洛韦：喷昔洛韦的改良版，针对疱疹病毒，口服用药每日3次，使用剂量更小，餐前餐后均可。

Q: 我正在吃普瑞巴林，需要注意什么？

普瑞巴林和加巴喷丁是同一类药，两者都是治疗带状疱疹后神经痛的首选药，但前者活性是后者的 3～10 倍。

使用这两种药物通常会有头晕、嗜睡的感觉，因此在用药期间不要驾驶车辆或操作机械设备，第一次使用最好在睡前口服。

这类药物能够改变中枢神经系统抑制性神经递质的代谢，因此需要从小剂量开始，逐步递增。同样，停药也需要逐步递减，突然停药可能发生戒断症状。

054

Q: 甲钴胺、复合维生素B作为营养神经药，是否可以长期应用？

055

　　甲钴胺、复合维生素B作为辅助的神经营养药物，本身没有镇痛作用，可以长期应用，但要注意不要过量使用。

Q: 有神经系统疾病的患者得了带状疱疹可以用药吗？

056

　　对于症状控制稳定的神经系统疾病，如脑卒中、癫痫、神经肌肉疾病等，可在医生指导下应用加巴喷丁或普瑞巴林进行镇痛治疗。在大部分情况下，这类药物的应用并不会导致患者病情的加重。如果您在治疗的过程中出现了症状的波动，可能是免疫功能紊乱导致神经系统疾病波动，请及时前往神经科门诊进行治疗。

Q: 耳痛+耳疱疹+面瘫是怎么回事?

很可能是耳部带状疱疹，又叫作亨特综合征，是引起病毒性周围性面神经麻痹第二常见的原因。当各种原因引起免疫力下降时，潜伏于面神经膝状神经节（看起来很像人的膝部，因而得名）的水痘-带状疱疹病毒便活跃起来，引发局部的炎症反应，进而出现耳痛、耳疱疹、口眼歪斜等面瘫的症状，以及其他一系列症状。

057

Q: 耳部带状疱疹都会有哪些症状?

耳部带状疱疹的患者可以出现几乎所有的耳科症状，包括耳

058

痛、面瘫、听力下降、眩晕、味觉改变等。这是由于在人耳的深部，面神经与传导听觉的耳蜗神经、维持平衡的前庭神经靠得很近，病毒不仅造成面神经膝状神经节受累，还可以累及附近负责听力的耳蜗神经上的螺旋神经节和负责平衡前庭神经上的前庭神经节，进而引起听力下降、耳鸣和眩晕等症状。耳部带状疱疹引起的面瘫与更常见的特发性面神经麻痹（贝尔麻痹）相比，口眼歪斜等面瘫程度往往更重，恢复也更漫长，有可能遗留长期后遗症。每位耳部带状疱疹患者的症状都不尽相同，切不可对耳部带状疱疹掉以轻心，应尽早到医院诊治。

Q：耳部带状疱疹后出现耳闷、耳鸣，能治好吗？

虽然目前耳部带状疱疹后耳闷、耳鸣没有特效的治疗办法，但早期应用糖皮质激素和抗病毒药物能显著降低耳闷、耳鸣的程度。之后再辅助一些药物治疗、声治疗、物理康复治疗等方法，能切实减少耳闷、耳鸣对生活的影响。大多数患者经过积极治疗后，耳闷、耳鸣症状能逐渐缓解甚至基本消失。

059

Q：得了耳部带状疱疹需要做什么检查吗？

耳带部状疱疹可能引起一系列的耳神经症状，相应的神经功能都需要进行评估。早期的面神经电

060

图检查可对面神经功能进行量化的测量，可对面瘫的远期恢复情况做出比较准确的预判，听力检查可以评估听力下降的程度，发现隐匿的听力下降。前庭功能检查除了能评估前庭损伤的程度，还有助于鉴别头晕的原因。如果经过积极治疗后，面瘫等症状没有缓解，还需进行颞骨或者颅底的影像学检查。

Q：得了耳部带状疱疹后怎么治疗？

如果只是单纯耳痛和外耳的疱疹，急性期以抗病毒治疗为主，可辅助口服糖皮质激素和外用药物。用药前后需要监测肝肾功能。局部需保持清洁，避免在疱疹基础上继发细菌感染。

若同时出现疱疹和面瘫，早期要积极地用糖皮质激素和抗病毒药，糖皮质激素的用量和疗程需要医生酌情调整。耳部带状疱疹引起的面瘫多数比较重，如经过积极的药物和物理治疗仍无法恢复，必要时可考虑手术干预。

如果还出现了听力下降或眩晕，须适时地进行听力补偿或者前庭康复，整体预后还是很好的。

Q: 耳部带状疱疹引起的面瘫多久能恢复？

面瘫恢复时间常常需要数月之久，部分患者在面瘫后1年仍可能逐渐恢复。但如果面瘫超过3个月仍无恢复迹象，甚至还逐渐加重，就需要到医院评估是否有其他疾病。

Q: 带状疱疹引起的面瘫恢复后，出现面肌联动怎么办？

063

面瘫恢复过程中，由于神经错生等原因，可能出现闭眼时口角运动等情况，称作面肌联动。如果出现面肌联动可以通过肌肉锻炼、肉毒毒素注射甚至手术切断部分神经来缓解症状。

Q: 哪些得了带状疱疹的患者需要看眼科？

064

眼部带状疱疹是潜伏在三叉神经节内的病毒再次被激活后引起的眼部组织炎性病变。如果疱疹长在头面部，尤其是鼻尖、鼻翼、鼻根、上眼睑、眉弓处和额头附近，通常会累及眼部（图6）。因此，如果上述部位出现水疱，那就需要到眼科就诊了。

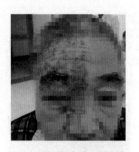

图6 带状疱疹引起的眼睑及额面部皮肤疱疹，以面中线为界

带状疱疹累及眼部会有哪些症状和后遗症？

带状疱疹累及眼部主要的表现为眼红、眼痛、畏光、流泪、异物感等，有些患者会出现看东西重影、抬不起眼皮等症状，大部分患者不影响视力，但也有部分患者会出现严重并发症而失明（图7、图8）。出现严重眼部并发症的患

065

者大多有免疫力低下的基础疾病。此外，绝大多数带状疱疹眼部病变都是单眼患病，很少出现双眼同时受累。

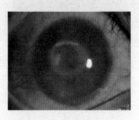

图7　带状疱疹引起的角膜炎

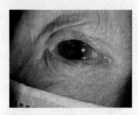

图8　带状疱疹引起的角膜炎和结膜炎

066

Q：如何避免或者减轻带状疱疹相关眼部并发症？

首先，要从源头上避免带状疱

疹的反复发作，积极治疗和控制基础疾病，提高自身免疫力；其次，如果在头面部，尤其鼻根、眉弓附近出现带状疱疹，需要及时到眼科就诊，积极治疗和控制眼部并发症；最后，对于易复发的人群，可以通过接种疫苗降低带状疱疹的复发率。

Q: 眼部带状疱疹需要如何护理?

067

患者应注意休息、避光、镇静，如眼周分泌物较多，可以用干净棉签蘸温开水清理眼周，保持眼部卫生。

Q: 眼周得了带状疱疹需要佩戴墨镜吗?

068

眼部患带状疱疹后容易有眼红、眼痛、流泪等刺激症状，而避光可以一定程度缓解患者的眼部刺激症状，因此建议患者在光线强烈时适当佩戴墨镜防护。

Q: 眼部带状疱疹的发生率高吗?

069

据国外文献报道，患有带状疱疹的患者中出现眼部受累的概率为10%～20%，且发病率随年龄增长而增加，因此，带状疱疹眼部病变并不少见。

Q: 带状疱疹眼部受累容易复发吗?

070

总体而言，眼部带状疱疹皮肤病变复发率很低，但是眼内炎症复发率较高。因此，对于易复发患者，做好预防十分重要，包括积极治疗基础疾病，提高自身免疫力，保持健康的生活方式，积极接种带状疱疹疫苗等。

Q: 得了带状疱疹，理疗的效果怎么样？

理疗就是物理因子治疗，包括声光电磁冷热等，对于带状疱疹患者，在药物治疗的基础上，可以辅以理疗。尽早治疗的原则适用于每一个人，在发病之初就可以到康复科就医。

第一阶段，带状疱疹急性期的患者，可以采取高频电疗、紫外线治疗及半导体激光治疗，用于控制炎症、促进皮肤损伤的愈合及缓解疼痛，预防带状疱疹后神经痛。

第二阶段，水疱已经愈合但仍存在局部疼痛、瘙痒等不适症状的患者，可以继续采取高频电疗、半导体激光治疗及磁疗以缓解神经痛。

071

多数理疗，很难一次达到理想效果，一般治疗需要每日或隔日一次连续治疗，根据病情严重程度进行多次治疗。理疗作为治疗的一个环节，与药物、微创介入手术、中药、针灸等配合使用可以起到事半功倍的效果。

Q: 理疗有什么注意事项?

患者有时担心"烤电"会不会很难受，会不会"触电"。其实，经过多年的设备更新，以及根据适应证选择适宜的治疗方法，理疗的舒适性及安全性可以保证。经常会见到饱受病痛困扰的患者在治疗过程中得到放松，舒服地打瞌睡。

但理疗不能随意使用。一般来说，高频电疗禁用于高热、恶性肿

072

瘤、有出血倾向、结核、妊娠、局部有金属异物、心脏起搏器植入者；光疗禁用于光敏性疾病者，作用于头面部时要注意眼部防护；理疗不宜长期使用，要慎用于妊娠、月经期女性的腹部。具体注意事项，请遵医嘱。

Q: 四肢带状疱疹后出现肌力下降、肌肉萎缩或者肢体肿胀，有什么办法能帮助康复？

四肢的带状疱疹应该在发病后尽早进行肢体功能康复锻炼，一般采取渐进性抗阻训练的方式，以促进肌力恢复，预防肌肉萎缩。有些患者出现肢体肿胀，也可以选择有利于消肿的物理治疗。

073

Q: 得了带状疱疹要不要静养？还可以运动锻炼吗？

074

人体炎症因子水平升高与久坐、低水平身体活动或高体脂率有关，这一点在老年人群中更为突出，而适量运动具有抗炎作用，因此患带状疱疹后适量运动也是有好处的。但是对于疱疹严重、有皮肤破损者，不建议进行可以引起大量出汗的运动或游泳等运动。如果疼痛剧烈影响睡眠和进食，建议选择散步等轻松的运动，以免增加心血管负担。同时注意在运动时穿着宽松舒适的衣物，以免对疼痛区域的皮肤产生过多刺激。

Q: 听说得带状疱疹是因为身体弱，可以通过活动锻炼提高身体素质吗？

规律的身体活动有益于身体健康，维持良好的免疫力，降低代谢性疾病和各种癌症的风险。有利于降低焦虑抑郁和认知能力下降的风险，提高整体幸福感。

身体活动不只是体育锻炼——休闲娱乐、工作通勤、家务劳动都是身体活动的组成部分。好的活动没有固定的模板，合适才是最好的，推荐选择有兴趣或者可以与家人、朋友一同进行的活动，能够更好地长期坚持。

对于18岁及以上成年人，建议每周至少进行150分钟的中等强度有氧运动，或者进行至少75分

075

钟的高强度有氧运动；每星期至少进行2天增强肌肉力量的活动。对65岁及以上老年人的建议与成年人相同。此外，建议每周进行3次平衡能力和预防跌倒的锻炼；活动量不能达到要求时，也建议在允许范围内尽量多地参与活动。

Q：带状疱疹后神经痛的患者需要注意哪些营养问题？

平衡适宜的膳食对于改善带状疱疹患者的营养摄入及生活质量是非常重要的。按照《中国居民膳食指南（2022）》，我们建议，一日三餐膳食应做到食物种类全、品样多，每人应平均每天摄入12种以上食物，每周25种以上，其中应包含全谷物和杂豆类、薯类等健康

076

的谷薯类食物，充足的蔬果、奶类、大豆，以及适量的鱼、禽、蛋、瘦肉（图9）。应做到合理搭配，少盐少油，控糖限酒。如因疼痛而食欲下降，甚至出现体重减轻，则应警惕患者存在营养摄入的不足，应及时就医评估，必要时予以积极营养支持，保证均衡适量的营养摄入，维持健康体重。

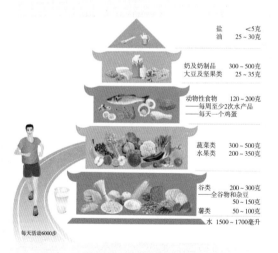

盐　　　＜5克
油　　　25～30克

奶及奶制品　300～500克
大豆及坚果类　25～35克

动物性食物　120～200克
——每周至少2次水产品
——每天一个鸡蛋

蔬菜类　300～500克
水果类　200～350克

谷类　200～300克
——全谷物和杂豆　50～150克
薯类　50～100克

水　1500～1700毫升

每天活动6000步

图9　中国居民平衡膳食宝塔（2022）

Q：特殊人群需关注哪些特殊营养需要？

带状疱疹往往与免疫力相关，特殊脆弱人群，包括老年人、儿童、妊娠/哺乳期妇女在发生带状疱疹时，往往由于特殊的生理特点，需要更密切的营养照护。

对于合并各种基础疾病的老年人群，结合合理膳食管理好各种代谢性疾病，维持血糖、血脂、血压稳定是重要的营养目标。患儿尤其低龄的儿童群体在饮食摄入不足的情况下较易影响体格生长，应强调患儿均衡充分摄入营养，谷薯类不低于平时摄入量，乳类摄入不少于300毫升/日，维持充足的鱼、禽、蛋、瘦肉、大豆等富含蛋白质食物摄入。家长应留意儿童的身高、体重等生长指标的变

077

化，必要时就医咨询。妊娠/哺乳期妇
女也是一个特殊的群体，在治疗疾病的
同时，建议及时就医接受指导，维持适
宜的饮食量和合理的膳食结构，满足宝
宝日益增长的生长需要。

Q：什么是抗炎膳食？如何合理选择？

抗炎膳食顾名思义，就是有助
于改善体内炎症、降低氧化应激水
平的膳食。抗炎膳食的实施，对于
慢性疼痛的控制也具有积极意义。
因此，建议带状疱疹患者积极实践
抗炎膳食，多选择各类低加工的健
康食品，包括富含膳食纤维的粗粮/
杂粮类全谷物、含健康脂肪酸的鱼
类、低脂禽类、蛋类、豆类、坚
果、种子，以及含丰富抗氧化营

养素的果蔬，而减少精制加工食品、高饱和脂肪酸、添加糖、加工红肉的摄入。

Q: 焦虑对疼痛有什么影响？

079

焦虑能使人对疼痛更为敏感，形成疼痛和焦虑的恶性循环。因此，对带状疱疹后神经痛伴随显著焦虑的患者，积极干预焦虑是疼痛管理的重要一环。

Q: 带状疱疹疼痛导致抑郁，要不要看医生？

080

带状疱疹的痛苦会导致患者情绪低落、无兴趣做事。如果症状持续不缓解，需要及时看精神心理科。抑郁不仅是心情不好，还会影响饮食、睡眠、身体的功能调节等。疾病痛苦引发的抑郁也会反过来再影响到身体，阻碍康复。因此，及时识别抑郁很重要。识别抑郁需要关注一些关键症状：第一，每天大部分时间情绪低落，高兴不起来；第二，对什么都提不起兴趣。如果这种情况持续时间超过2周，就需要及时就医评估。

Q：什么是正念练习?对带状疱疹后神经痛有哪些帮助?

正念练习是一种自我练习方法，可以锻炼专注力，有效减压，使个体更能耐受身体不适，改善失眠、焦虑等。练习的基本原则是全神贯注于当下时刻，可以是关注自身的呼吸、身体感受、外界的声音、进食、行走等。练习者保持一种观察者的立场，不带评判地觉察自己的思想、情绪、生理知觉和行为。具体的方法不止一种。带状疱疹后神经痛的患者可以通过正念练习减少身体的应激反应，减轻身体疼痛带来的精神压力，减轻焦虑、失眠等。

Q: 疼痛和心理有关吗?

082

有关。疼痛是一种身心的应激，可以产生很多心理反应，如烦躁、担心、易怒等，严重时可以引发心理疾病。此外，疼痛，尤其是慢性疼痛，具有复杂的神经生理机制，中枢神经系统的情绪中枢也会参与疼痛的调节，使得脑神经"记住疼痛的感觉"甚至强化疼痛感。所以，慢性疼痛的患者更需要心身两方面的评估和干预。

Q: 我疼，医生为什么却给我开抗抑郁药？

第一，抗抑郁药物中有些特定的品种，如阿米替林、度洛西汀等，本身就具有治疗神经疼痛的作用，可以作为带状疱疹后神经痛的辅助治疗。第二，带状疱疹后神经痛经常伴有焦虑或抑郁的症状，而焦虑或抑郁都会影响人对疼痛的感受和调节，对带状疱疹的康复不利。抗抑郁药物对于焦虑状态和抑郁状态都具有治疗作用，可以用于带状疱疹后神经痛伴发焦虑或抑郁的治疗。

083

Q: 我知道生气对带状疱疹不好，但我就是特别爱生气，怎么办？

084

"特别爱生气"可能有两种情

况。第一，本来情绪调节正常，病后出现烦躁、易怒、因小事发脾气，这可能是出现了心理问题，建议进行专业的评估，如果是心理方面的问题，可以接受医学治疗。第二，和个性有关，从小到大都容易生气，与疾病无关。这种情况没有特效药可以使用。如果有意愿，可以寻求情绪管理的咨询。

Q：有家人患带状疱疹后神经痛，我应该如何帮助他/她？

085

家人患了带状疱疹后神经痛，我们需要注意两方面。第一，带状疱疹后神经痛的患者很痛苦，需要家人的理解和关爱。我们虽然不是医务人员，但可以理解家人的痛苦，多关心他们，给予情感上的支持和生活中的协助。鼓励家人坚持治疗和积极康复。第二，带状疱疹后神经痛不仅会影响患者，也会影响患者家属。家属也会经常处于痛苦和焦虑当中。这时候需要管理好自己的情绪，通过运动、听音乐、阅读等方式让自己放松。面对家人的神经痛，既要以积极的心态治疗和康复，也要尽量平和地接受现状，这里的接受不是躺平，而是真实面对这件事已经发生了，接受"虽然好得慢，但可以一点一滴积累"的规律，不能急于求成。

Q: 肿瘤为什么会损害免疫力？

肿瘤细胞要维持自身的生长，需要消耗人体内非常多的营养成分，因而造成严重营养不良，从而影响人体免疫力。

免疫系统是守护人体健康的

"警察",肿瘤则是入侵的"强敌"。但因为每种肿瘤细胞都不尽相同,客观上使"警察抓贼"的难度陡然增大。而肿瘤细胞为了自身生存,会释放一些烟幕弹迷惑"警察",使其无法快速识别、精准打击。其中某些物质会对"警察"产生抑制作用,对人体产生强烈的攻击,导致免疫力下降。

Q: 化疗、放疗为什么会造成免疫力低下?

087

化疗作为一种全身治疗影响着整个机体。它工作的主要方式是杀伤快速生长的细胞,比如肿瘤细胞。但遗憾的是它无法区分快速生长的细胞的类别。这意味着它还会杀死体内的其他细胞,包括产生免疫细胞的骨髓,从而造成免疫力低下。

放疗主要是利用高剂量的射线破坏细胞的遗传物质，让细胞要么死亡，要么无法增殖。在这个过程中难免会损伤健康的细胞，一定程度上降低免疫力。如果放疗部位是免疫细胞聚集地，如淋巴结等，对免疫系统的损伤会更大。

Q：如何在患肿瘤期间提高免疫力？

对肿瘤患者来说，提高免疫力包括以下几个方面。

（1）正视肿瘤，不要过度担忧，保持乐观的心态对提高免疫力非常有帮助。

（2）保证均衡的营养摄入，不偏食、不挑食，多吃水果蔬菜，保证肉类和蛋白质的供应。总的来说，多吃对健康有好处。

（3）保证适量的体育锻炼，根据体力量力而行，可选择散步、慢走或爬山等，唱歌跳舞也是不错的选择。

（4）积极配合医生对原发病的治疗，及早消除入侵的"坏蛋"才能维护人体长期的健康平安。

Q: 围孕期在生活上如何预防带状疱疹？

089

积极提高自身抵抗力，是预防带状疱疹的根本。充足睡眠、良好情绪、均衡营养、适量运动等不仅可以提高身体抵抗力，也是优生优育的基础。

Q: 孕期如何加强营养，提升抵抗力?

孕期要养成均衡膳食的习惯，孕期营养有以下几点注意事项：第一，主食中要有杂粮，不能是纯粹的精米精面；第二，要有优质的蛋白质，不论是植物蛋白、动物蛋白、红肉、白肉，尽量均衡适量；第三，摄入足够的膳食纤维，即各种颜色与种类的叶子菜和花菜，一天要吃一斤左右，除此之外摄入油、盐、水果、干果都要适量。

根据孕期不同阶段进行适当调整。孕早期出现早孕反应时，可以少量多餐，避免体重下降过多；孕中、晚期，要增加富含优质蛋白质、铁、钙的食物。最科学和最理想的方式，就是在孕期就诊营养门诊，或到孕妇学校参加体验式课堂，了解膳食模式，了解自己的营养素指标，得到更有针对性的解决方案。最后，还要关注中医的药食同源，尝试用体质量表了解自己的体质，根据药食同源的方法改善调理体质，建议就诊中医科进行健康咨询。

Q：孕期如何通过运动来提升抵抗力?

091

运动是良医。现代生活中，尤其是城市白领，存在长期久坐久卧、不注意自己日常的站卧行走姿势等问题。建议在孕前养成良好的运动习惯。如果是办公室工作，要定期起来活动，避免久坐久卧导致的一系列骨骼、关节、肌肉的问题。找到自己喜欢和享受的运动方式，保持体重适宜，心肺功能良好，肌肉力量均衡，为成功受孕做好准备。

怀孕之后，运动仍要继续。试想怀胎足月，顺利生产，养育和哺育宝宝，我们需要的精力、体力、心肺功能和肌肉力量都是巨大的。所以在怀孕期间的每一天，要通过运动和活动来加强这些能力。比如工作时定期站起活动、靠墙蹲、日常保持挺拔的姿态等。当然运动也要适度，每天半个小时左右，感觉自己有点儿累，还不至于气喘吁吁。注意运动的安全性，在运动过程中，要有前期的热身、肌肉力量和平衡性的锻炼、心肺功能的加强、最后的拉伸放松，这个流程是必不可少的。运动可以预防和缓解孕期的不适症状，提高抵抗力。

Q: 孕期如何调整心理状态，提升抵抗力？

关于心理健康，建议孕前就要进行调整，比如社会支持（包括工作之中的压力、同事关系），家庭支持（夫妻关系、婆媳关系、母女关系、已有一孩的亲子关系），最好在孕前保持一个良好的心理状态。

092

还要学会情绪管理，利用多种方法来帮助自己去觉察和识别不良情绪。当不良情绪到来的时候，学会接纳不良情绪、处理不良情绪。这样，女性常见的焦虑、抑郁、恐惧、不可控制的愤怒等情绪才会得到妥善的处理。

中医所说的喜怒忧思悲恐惊这七伤，会对人的情志、身体造成一定的影响，所以孕前得到合理的社会家庭支持和情绪控制是非常重要的。

孕期在情绪管理方面会遇到很多挑战，包括自身角色转变、怀孕和工作生活多重压力等。首先，怀孕本身是带有不确定性的，孕妇可能会面临疼痛、不适、分娩恐惧、产后抑郁、焦虑，所以我们要学会利用社会和家庭的支持，向外去寻找帮助，必要时做心理咨询。其次，向内也要学会了解和处理自己的情绪，可以通过运动、正念、冥想、音乐、艺术、团建、雕塑等多种方法去处理这些不确定性，应对因为怀孕和工作带来的各种挑战。反映心理健康还有一个很重要的表现就是失眠，当你因为情绪或者生理问题出现睡眠障碍时，一定要及时就医。

Q: 孕期得了带状疱疹怎么办?

孕期内的带状疱疹比孕期内的水痘更常见。请及时到医院就诊,如需了解药物对母亲和胎儿的影响,可以到药剂科进行药物咨询。因为孕期带状疱疹通常不会引起病毒血症,所以也不会引发宫内感染,那么新生儿也就无须做检查或者治疗。

093

Q: 孕期能否使用药物治疗?

孕期用药是很多女性需要面对又担心不已的问题,很多孕妈妈宁愿忍受病痛折磨,也不希望承担药物影响胎儿发育的风险。具备用药安全风险意识是值得鼓励的,但是药物不等同于风险,不使用药物也不等于没有了风险。即便在孕期或

094

哺乳期，也需要恰当地应对疾病。如果患病而得不到合理治疗，那么不仅会贻误病情，也可能对胎儿造成不利影响，例如，早产、宫内发育迟缓或新生儿感染。

Q: 医生如何为孕妇选择药物?

医生会按如下顺序选择用药：首先选用有明确证据孕妇使用后未对胎儿产生危害的药物；次选用没有证据证明孕妇使用后对胎儿或新生儿产生不良影响的药物；再选用仅有动物研究，未对胎儿产生不良影响的药物。因此，在医生指导下选择适宜的治疗药物，即便在孕期和哺乳期也不需要过度担心。

095

Q：哺乳期得了带状疱疹，怎么治疗?还能继续哺乳吗?

096

哺乳期抵抗力降低，容易得带状疱疹，需要及时到医院就诊。疱疹患处可以用纱布覆盖。只要新生儿不接触疱疹患处，仍然可以母乳哺育。此时的母乳中有抗体，可以提供给新生儿而降低感染风险。用药后是否可以哺乳，则应具体情况具体分析，建议到医院就诊，咨询医生和药师。

Q：带状疱疹长在乳房上，如何避免孩子被感染?

097

建议疱疹痊愈之前避免用患侧乳房哺乳。带状疱疹大多只发生在身体的单侧，所以健侧乳房可以持续哺乳。患侧乳房应持续吸出乳汁以避免发生乳腺炎。如果乳汁接触到疱疹患处应该丢弃。

Q：以前没有水痘感染史，现在准备怀孕，需要接种水痘疫苗吗？

如果您没有感染过水痘，或者不记得有没有接种过水痘疫苗，则您可以考虑接种水痘疫苗。接种第1针的4～8周之后接种第2针。最后一次接种后应推迟3个月受孕。但如果您在孕早期无意间接种了水痘疫苗，也并不需要终止妊娠。

098

Q：家人得了水痘，孕期怎么预防被传染？

无水痘感染史或未接种水痘疫苗的孕妇接触水痘患者或带状疱疹

099

患者后，理论上存在感染水痘的可能性。但多数情况下，这种感染是发生在孕妇有皮肤破损的时候，而且再发感染的病毒传染性较原发感染低，因此很少见。不过为安全起见，孕妇应等到感染者的疱疹结痂并且不再发生新的感染时才能接触。

Q: 孕期得了水痘，孩子会不会受影响？

孕妇患水痘的情况非常罕见。水痘对孕产妇、胎儿和新生儿是有一定影响的。10%～20%的孕妇水痘感染将发展成肺炎，严重危及母婴健康。

如果在孕4周至孕20周感染，大概有2%的胎儿会发生先天性水痘综合征。主要表现为瘢痕、肌肉

100

和骨骼异常、小头畸形、失明、神经系统发育异常（癫痫或智力残疾）等，但上述情况出现的可能性非常低。这时需要进行超声排查，请及时到医院就诊，咨询产科医生。

如果在孕20周之后感染，一般认为对胎儿的影响非常轻微，不需要特别的担心。

如果母亲在分娩前后1周内出现水痘，则新生儿水痘的发生率在20%～30%，这其中，约30%新生儿水痘会病情较重。

衷心祝您早日康复!

参考文献

［1］《中华医学杂志》社皮肤科慢病能力提升项目专家组，中国医师协会疼痛科医师分会，国家远程医疗与互联网医学中心皮肤科专委会. 带状疱疹相关性疼痛全程管理专家共识［J］. 中华皮肤科杂志，2021，54（10）：841-845.

［2］于生元，万有，万琪，等. 带状疱疹后神经痛诊疗中国专家共识［J］. 中国疼痛医学杂志，2016，22（3）：161-167.

［3］中国医师协会皮肤科医师分会带状疱疹专家共识工作组. 带状疱疹中国专家共识［J］. 中华皮肤科杂志，2018，51（6）：403-408.

［4］周冬梅，陈维文. 蛇串疮中医诊疗指南［J］. 中医杂志，2015，56（13）：1163-1168.

［5］王谢桐. 美国妇产科医师协会"妊娠期水痘－带状疱疹病毒感染的临床实践指南"解读［J］. 中国实用妇科与产科杂志，2016，32（6）：508-510.

［6］中国医疗保健国际交流促进皮肤分会，中华医学会皮肤性病学分会老年性皮肤病研究中心.

带状疱疹疫苗预防接种专家共识［J］. 中华医学杂志，2022，102（8）：538-543.

［7］中国营养学会. 中国居民膳食指南（2022）［M］. 北京：人民卫生出版社，2022.